DE LA RÉUNION IMMÉDIATE

DANS

L'OPÉRATION DU PHIMOSIS

COMPLIQUANT LE CHANCRE SIMPLE

PAR

P. AUBERT

Chirurgien en chef de l'Antiquaille.

Présenté à la Société nationale de médecine
(séance du 13 février 1882)

LYON

ASSOCIATION TYPOGRAPHIQUE

GIRAUD, RUE DE LA BARRE, 12

1882

DE LA RÉUNION IMMÉDIATE

DANS

L'OPÉRATION DU PHIMOSIS

COMPLIQUANT LE CHANCRE SIMPLE

PAR

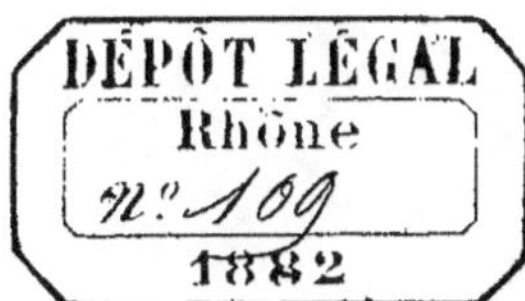

P. AUBERT

Chirurgien en chef de l'Antiquaille.

Présenté à la Société nationale de médecine
(séance du 13 février 1882)

LYON

ASSOCIATION TYPOGRAPHIQUE

GIRAUD, RUE DE LA BARRE, 12

1882

DE LA RÉUNION IMMÉDIATE

DANS

L'OPÉRATION DU PHIMOSIS

COMPLIQUANT LE CHANCRE SIMPLE

La question de la circoncision dans le chancre simple compliqué de phimosis a reçu des solutions diverses et absolument opposées. Quelques auteurs, partisans décidés de la non-intervention opératoire, traitent tous leurs malades par des injections sous-préputiales détersives ou caustiques ; d'autres admettent l'opération, mais la restreignent aux cas où des menaces d'étranglement et de gangrène semblent la rendre inévitable ; d'autres enfin la pratiquent volontiers, considérant l'inoculation constante de la plaie produite comme de peu d'importance et même comme pouvant avoir une influence favorable sur la marche des autres chancres.

Dans les citations qui vont suivre on trouvera, sous les noms des hommes les plus compétents en ces matières, l'exposé de ces opinions divergentes.

Diday, opposé à toute opération, s'exprime ainsi (*Thérapeutique des maladies vénériennes*, Paris, 1876) :

« Pour peu que le mal persiste et surtout s'il s'aggrave
« d'abord, ce qui peut arriver, on est visiblement tenté et
« parfois sollicité de débrider le prépuce pour examiner ce
« qui se passe dessous. Qu'on se rassure et surtout qu'on ré-
« siste à la tentation de se servir de l'instrument tranchant.
« Depuis plus de trente ans, à l'exemple de Baumès, j'ai
« traité, soit à l'Antiquaille, soit en ville, par les seules in-
« jections (solution de nitrate d'argent au 40me) tous les cas

« de chancrelle préputiale soumis à mon observation ; sou-
« vent l'inflammation du fourreau a été vive, la peau rouge
« et œdémateuse, la suppuration en apparence intarissable.
« Eh bien, en continuant avec persévérance les trois injec-
« tions par jour, en prenant soin de m'assurer qu'elles étaient
« bien exécutées et avec la dose prescrite, je suis toujours
« venu à bout d'abord de calmer la douleur et de modérer
« l'inflammation, et cela dès le troisième jour, puis de gué-
« rir sans désordre grave, sans perforation du prépuce. Et au
« bout d'un temps variable, quelquefois deux ou trois mois,
« ordinairement beaucoup moins, le phimosis a toujours fini
« par céder, mes clients demeurant en somme fort satisfaits
« de conserver leur conformation normale antérieure, tout
« en ayant évité le coup de bistouri au moyen duquel une
« autre école juge indispensable de simplifier la cure, au
« prix de la chancrellisation, en ce cas inévitable, de toute la
« surface de l'incision. »

Ricord (*Leçons sur le chancre*, Paris, 1860), après avoir
parlé des symptômes d'étranglement et des menaces de gangrène dans certains phimosis compliquant le chancre simple,
ajoute :

« Devant l'imminence de semblables dangers l'hésita-
« tion n'est plus permise, il faut sans tarder recourir à
« une opération. Mais cette opération, que quelques mé-
« decins regardent comme la première chose à faire, ne doit
« être pratiquée qu'avec beaucoup de circonspection et
« comme une ressource ultime, car on doit toujours se sou-
« venir que le bénéfice qu'on en retire sous le point de vue
« du dégorgement, du débridement, etc., ne compense pas
« toujours l'inconvénient inévitable de l'inoculation de la
« plaie et de l'extension forcée du chancre. »

Rollet (*Traité des maladies vénériennes*, Paris, 1865) a
développé sur ce point des idées très-sages et très-pratiques.
Après avoir établi que bien des chancres sous-préputiaux
peuvent se cicatriser régulièrement, il ajoute : « Cependant
« on ne peut nier que le contact mutuel des surfaces mala-
« des, la stase des matières sécrétées et les difficultés du

« traitement local ne soient autant de causes susceptibles de
« retarder quelquefois la guérison. . . . .

« L'étroitesse du prépuce ne nécessite qu'une simple in-
« cision. Il est vrai que la plaie ne tarde pas à s'inoculer,
« mais il n'y a pas à cela d'inconvénient grave ; c'est un
« chancre de plus, mais un chancre qui pansé comme les
« autres se cicatrise en même temps qu'eux. . . . . . .

« En présence de chancres qui restent stationnaires et dont
« la guérison n'aurait besoin pour être accélérée que de pan-
« sements plus directs ou de quelques cautérisations métho-
« diquement faites, le chirurgien ne doit pas hésiter à prati-
« quer l'opération. La longueur du prépuce ne s'accommode-
« rait pas d'une incision ; il faut absolument recourir à l'ex-
« cision de l'organe, c'est-à-dire à la circoncision.

« La circoncision faite sur des malades affectés de chan-
« cres simples sous-préputiaux n'a aussi qu'un inconvénient,
« l'inoculation de la plaie. Je l'ai souvent pratiquée dans ces
« circonstances en apparence défavorables et où je la crois
« néanmoins parfaitement indiquée. La plaie s'inoculait tou-
« jours, quelque précaution que je prisse pour la protéger ;
« mais elle ne manquait jamais de se cicatriser aussi bien
« et presque aussi vite que les chancres qui l'avaient rendue
« elle-même chancreuse. »

Rollet fait ensuite observer que si l'on attend, pour remé-
dier à un phimosis persistant, que les chancres soient guéris,
on peut ainsi éviter l'inoculation de la plaie, mais que l'on
prolonge sensiblement la durée totale du traitement ; il con-
sidère aussi que le phimosis phlegmoneux constitue une
indication très-pressante de pratiquer la circoncision.

Panas *(Gazette des hôpitaux*, 1872, p. 545) va plus loin
encore, et voici l'opinion que lui attribue le docteur Revil-
lout, dans un article intitulé : *Revue clinique hebdoma-
daire* :

« Contrairement à l'opinion d'un grand nombre de chi-
« rurgiens, M. Panas ne craint pas de circoncire un malade
« atteint de chancres mous. Bien entendu, il ne s'attend pas
« à une réunion immédiate, le chancre mou est inoculable au

« plus haut degré, et la plaie doit se transformer forcément en
« un nouveau chancre en couronne ; mais il paraîtrait que ce
« nouveau chancre amènerait la guérison rapide de ceux qui
« existent déjà à la surface du gland. Ce serait un moyen
« d'empêcher le phagédénisme. M. Panas croit qu'il y a là
« une sorte d'action dérivative semblable à celle que l'on
« obtenait quelquefois lorsqu'on pratiquait la syphilisa-
« tion. »

Il serait facile de multiplier ces citations et de montrer les
auteurs oscillant ainsi de l'abstention complète à l'intervention facile. Comme le fait très-justement observer de Saint-
Germain (article Chancre du dictionnaire de Jaccoud), « ces
« deux opinions si opposées sont toutes deux soutenables, et
« cela au moyen d'arguments sérieux ».

Sur un seul point, l'accord est complet, c'est sur l'inoculation constante de la plaie opératoire.

Ricord, Diday, Alfred Fournier (article Chancre du dictionnaire de Jaccoud) la qualifient d'*inévitable;* Rollet dit
que la plaie *s'inoculait toujours*, et Panas qu'elle se trans-
forme *forcément* en un nouveau chancre.

Quelle est la cause de cette inoculation ? Il n'est pas sans
intérêt de le rechercher, car, selon l'idée que l'on adopte, on
peut être conduit à des conclusions pratiques très-diffé-
rentes.

Ici, deux théories sont en présence. Dans la première, l'i-
noculation se ferait par les liquides sécrétés à la surface ex-
térieure des ulcérations chancreuses ; et, dans ce cas, si les
surfaces malades sont préalablement modifiées, lavées ou
cautérisées, on conçoit, après avoir neutralisé momentané-
ment ou détruit tout à fait le virus chancreux, la possibilité
d'obtenir une réunion immédiate.

Dans la deuxième théorie, qui, du reste, n'exclut pas la
première, mais s'applique plus spécialement aux faits où il
existe un bubon chancreux, ou un abcès du dos de la verge
avec lymphite, on admet que les lympathiques qui ont servi
de véhicule au virus et l'ont porté soit à l'abcès, soit au gan-
glion, peuvent également, après leur section, le verser sur

l'incision et réinoculer ainsi fatalement la plaie, sans que l'on voie le moyen d'éviter cette inoculation.

Cette notion très-naturelle de l'infection par les lymphatiques a paru de plus confirmée par ce fait d'expérience que les précautions les plus rationnelles en apparence, les lavages phéniqués, par exemple, les pulvérisations pendant l'opération ne servent à rien et n'empêchent rien. Lorsqu'on voit, comme dans un cas de Vidal de Cassis, l'inoculation se produire malgré que toute la surface chancreuse ait été enlevée par l'opération, malgré que l'incision ait été faite à un centimètre au-dessus du chancre, on a bien quelques raisons de croire que la plaie porte en elle-même la source de son infection et on n'a pas besoin de la chercher sur les surfaces extérieures.

Un troisième argument que l'on peut invoquer à l'appui de l'infection par les lymphatiques est ce fait, rare il est vrai, mais bien constaté, d'inoculation de la plaie sur des malades bien et dûment guéris de leur chancre. Nous avons en ce moment dans notre service un malade sur lequel pendant l'opération nous n'avons pu constater la moindre trace de chancre et pour lequel dès lors nous n'avons pas pris de précaution spéciale; dès le troisième jour après l'opération, sa plaie était transformée en un vaste chancre, en voie de guérison il est vrai, mais qui aura duré plus d'un mois. Un fait semblable peut s'expliquer par une infection lymphatique, mais il s'explique peut-être plus simplement si l'on admet que la matière virulente déposée sur les surfaces du gland et du prépuce a survécu à la guérison du chancre et a été portée sur la plaie par les doigts de l'opérateur ou les instruments.

Nous n'oserions affirmer que les lymphatiques ne puissent exceptionnellement réinfecter une plaie, mais nous croyons, et les faits que nous allons faire connaître en sont la preuve, que presque toujours l'inoculation se réalise aux dépens des sécrétions de la surface des chancres. Ces produits infectants ne se trouvent pas seulement, du reste, sur les surfaces malades, mais de là ont pu s'étendre sur les régions voisines,

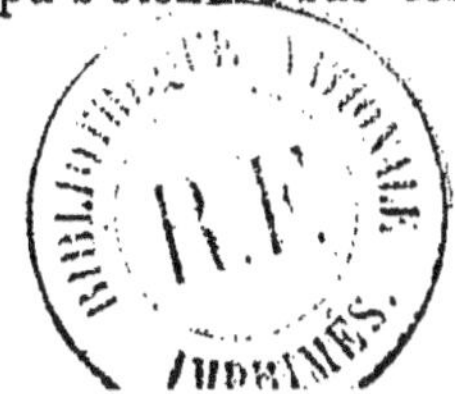

poils du pubis, scrotum, peau du ventre et des cuisses, sur le linge du malade, sur les doigts de l'opérateur et des aides, sur les instruments même employés à l'opération. La réinfection par les lymphatiques est une chose possible, rationnelle même, mais nullement démontrée et qui dans tous les cas ne peut s'appliquer qu'à un nombre de faits très-restreint. C'est, sans doute, parce qu'on a attaché à ce mode de réinfection une fréquence et une importance exagérées que l'on a renoncé à obtenir régulièrement et dans presque tous les cas la réunion immédiate.

Si, au contraire, la théorie de l'infection par les surfaces est admise, on conçoit la possibilité de rechercher et d'obtenir la réunion immédiate, mais à la condition d'employer les précautions très-grandes et de conduire l'opération comme on conduirait une expérience scientifique.

Nous venons de faire six fois cet essai, et six fois nous avons réussi sur des phimosis avec chancres simples existant à la fois sur le limbe et sous le prépuce à obtenir une réunion immédiate parfaite. Deux de ces cas sont particulièrement probants, puisqu'il s'agit de malades atteints de phimosis œdémateux avec complication de lymphite, et avec abcès à la base de la verge dans un cas.

Voici comment nous avons procédé. Avant l'opération, toutes les surfaces extérieures de la région, verge, scrotum, pubis, abdomen et cuisses, sont lavées rapidement avec une éponge et de l'eau phéniquée. Ceci fait et avant de procéder à l'opération, nous passons la verge dans un trou percé au milieu d'une large feuille de caoutchouc, de façon à ce que le sang et les divers liquides ne souillent ni la peau ni les les poils et glissent sur une surface facile à laver et à essuyer.

Le malade étant alors anesthésié, on commence l'opération. Tous les chancres extérieurs et facilement accessibles, ceux du limbe en particulier, sont cautérisés superficiellement avec le thermocautère. On pratique alors sur le prépuce un petit débridement dorsal, de façon à pouvoir le relever facilement et le mettre en paraphimosis. Toutes les surfaces sous-préputiales sont lavées avec soin et tous les chancres cautérisés superficiellement. Nous attachons de l'importance à ce que ce débridement préalable n'aille pas très-loin et soit juste suffisant pour relever le prépuce, de telle sorte que toute la plaie ainsi produite soit enlevée lors de la circoncision définitive. Pour cette raison, si une seule incision ne permet pas de relever suffisamment le prépuce, nous préférons pratiquer en plus un ou deux petits débridements latéraux que prolonger l'incision dorsale.

Ces débridements préalables, pour ceux qui admettent l'infection par les lymphatiques, peuvent présenter un autre avantage, celui de bien vider, de bien exprimer l'extrémité ouverte des lymphatiques et le virus qu'elles peuvent renfermer, sur une plaie qui va disparaître, emportée par l'opération définitive.

Toutes les surfaces étant donc bien lavées et tous les chancres cautérisés au thermocautère, l'opérateur et les aides se lavent les mains, on prend de nouvelles éponges et d'autres instruments. Après un nouveau lavage, le prépuce resté en paraphimosis est réduit et l'on procède alors à la circoncision, à la suture avec des fils de la plaie produite et au pansement comme s'il s'agissait d'une circoncision ordinaire.

Il est prudent de changer les draps ou tout au moins la chemise plus ou moins souillée du malade.

Six fois nous avons agi ainsi et six fois nous avons eu un succès complet, une absence complète de réinoculation et une réunion immédiate aussi parfaite qu'on l'obtient dans les cas les plus simples. Les chancres, transformés en plaie simple par la cautérisation, se sont de leur côté rapidement cicatrisés.

Il se pourrait que telle précaution que nous avons prise soit inutile ou d'importance secondaire, que, par exemple, l'eau ordinaire soit aussi bonne pour les lavages que l'eau phéniquée, qui n'a jamais à elle seule empêché une réinoculation de se faire. Il se pourrait que tel autre agent caustique ou neutralisateur soit substitué au fer rouge, etc. Cependant comme toutes les précautions indiquées sont rationnelles et qu'elles nous ont réussi, nous pensons que moins on s'écartera de la ligne de conduite que nous traçons, plus il y aura de chances de réussite.

La possibilité d'obtenir une réunion immédiate enlève aux abstentionnistes leur meilleur argument, aux partisans réservés de l'opération le principal motif de leur hésitation. Quant à ceux qui acceptent l'opération en raison du bénéfice qui en résulte pour le malade malgré l'infection de la plaie produite, ils l'accepteront bien mieux encore du moment où cette infection peut être évitée.

En effet, et sans rien vouloir exagérer, la situation d'un circoncis contractant sur sa plaie un large chancre en couronne est pénible pendant plusieurs jours; la plaie est douloureuse et de vilain aspect, les pansements provoquent parfois une souffrance assez vive, le malade est inquiet, malgré les promesses rassurantes du chirurgien, de ce qui va survenir. Il y a avantage incontestable à lui épargner cette douleur et ces inquiétudes; on le peut aujourd'hui et l'on est dès lors autorisé à pratiquer l'opération dans des circonstances où on aurait légitimement hésité à le faire.

Nous n'avons pas eu jusqu'à présent l'occasion de traiter un paraphimosis accompagné de chancres simples, complication dont le pronostic est assez grave, comme on le sait.

Les mêmes principes et la même conduite sont ici applicables et donneraient sans doute le même succès. Il faudrait, après avoir anesthésié le malade, laver exactement les surfaces, cautériser les chancres au fer rouge, réduire ensuite le paraphimosis et pratiquer au besoin la circoncision, une fois cette réduction faite. En cas de paraphimosis irréductible, toute tentative de débridement ou d'intervention devrait de même être précédée du lavage des surfaces et de la cautérisation des chancres.

OBSERVATIONS.

1re *observation*. — C... (François), 26 ans, entré le 18 janvier 1882, sorti le 8 février suivant.

Ce malade entre pour des chancres simples du limbe et un phimosis irréductible. Ce phimosis est constitué depuis quinze jours environ, et le malade a pu avant son existence constater l'existence de chancres au niveau du filet. Léger gonflement œdémateux du prépuce et du fourreau de la verge, écoulement purulent par l'orifice préputial.

Le 20 janvier, anesthésie, circoncision avec les précautions indiquées, cautérisation des cinq chancres du limbe et des chancres multiples du filet et de son voisinage. La réunion immédiate a été parfaite.

Le 1er février, on incise un petit abcès développé sur le dos et à la base de la verge.

Sort le 8 février complètement guéri; les surfaces résultant de la cautérisation sont cicatrisées.

2e *observation*. — R. . (Claude), 24 ans, entre le 24 janvier 1882.

Entre pour des chancres simples, multiples du limbe, du prépuce, de la rainure et du filet. Prépuce long pouvant se relever entièrement. Traitement par la poudre d'iodoforme.

Le 6 février, les chancres présentent le même aspect qu'à l'entrée, et le malade me demande s'il ne serait pas possible de le guérir rapidement. Encouragé par le succès de ma première observation, je propose au malade la circoncision.

7 février, anesthésie, circoncision *ut supra*. Réunion immédiate parfaite.

Ce malade est actuellement en état de sortir. L'inoculation des chancres avait été faite plusieurs jours avant l'opération et a donné un résultat positif.

3e *observation*. — F... (Marius), 25 ans, entre le 25 janvier 1882.

Phimosis œdémateux datant de trois semaines. Chancres multiples du limbe, chancres multiples du filet. Inoculation pratiquée sur les deux cuisses : résultat positif.

Le 28 janvier, circoncision *ut supra*. Réunion immédiate parfaite.

Ce malade est actuellement guéri, soit de sa circoncision, soit des plaies résultant de la cicatrisation des chancres, et n'est retenu dans le service que par le fait de l'extension du chancre inoculé à la cuisse droite et que j'ai dû cautériser avec un peu de pâte de Canquoin.

Ce sujet avait, indépendamment de ces chancres, une balanite érosive assez intense. Les surfaces érodées ont été simplement lavées et non cautérisées. Il est donc inutile, pour le succès de la méthode, de pratiquer la cautérisation des points érodés ; il suffit de le faire pour les surfaces réellement chancreuses.

4ᵉ *observation*. — F... (Jules), 25 ans, entre le 2 février 1882.

Chancres simples multiples du limbe, du prépuce et chancres sous-préputiaux ; phimosis œdémateux, lymphite très-nette, abcès chancreux ouvert à la racine de la verge.

7 février, circoncision *ut supra*. Cautérisation de tous les chancres du limbe, de la rainure et du filet, cautérisation de l'abcès de la verge.

Réunion immédiate parfaite obtenue même au niveau du point de la lymphite existante. L'inoculation pratiquée a donné un résultat positif.

Ce fait est particulièrement intéressant et démonstratif, puisque, malgré l'existence d'une lymphite dorsale avec abcès, la réinoculation ne s'est faite en aucun point, pas même au niveau de la section des lymphatiques.

5ᵉ *observation*. — V... (Léonard), 19 ans, entré le 7 février 1882.

Large chancre simple de la partie supérieure du reflet du prépuce, deux abcès du limbe, inoculation positive. Traitement par la poudre d'iodoforme.

17 février. Circoncision *ut supra.*

21 février. Réunion immédiate parfaite, sauf au niveau du filet, où un point de suture a lâché ; ce point, du reste, ne s'est pas inoculé.

6ᵉ observation. — B... (Antoine), 43 ans, entré le 14 janvier 1882.

Ce malade, qui a eu la syphilis il y a 18 ans, entre pour un phimosis irréductible datant de deux mois et demi et recouvrant des chancres simples multiples. Ecoulement purulent abondant, prépuce et fourreau œdémateux, inoculation positive.

Le 20 janvier, anesthésie faite dans l'intention de circoncire le malade ; mais les chancres qui existent à la face inférieure du gland et du prépuce et qui ont détruit le filet sont tellement larges que la crainte d'une réinoculation, malgré toutes les précautions prises, me conduit à pratiquer un simple débridement de la partie supérieure du prépuce. Ce débridement quoique incomplet a permis, les jours suivants, de faire des lavages sous-préputiaux avec une solution de nitrate d'argent au 40ᵉ.

Le 10 février, l'état du malade ne s'est pas amélioré, douleurs assez vives, persistance du gonflement œdémateux du prépuce et du fourreau, lymphite dorsale très-nette.

Le 17 février, anesthésie, débridements latéraux qui permettent de relever le prépuce et de découvrir complètement le gland. On constate alors très-nettement que le mal n'a fait que s'aggraver : le gland est profondément ulcéré à sa face inférieure ; sur les côtés et sur la face dorsale de nouveaux chancres se sont développés, toute la portion du prépuce qui avoisine le filet détruit est transformée en un vaste chancre. Balanite érosive sur tous les points non chancreux.

Cautérisation de toutes les surfaces chancreuses du gland et du prépuce et de dix chancres que le malade s'est inoculés par le grattage sur la base de la verge, le ventre, les cuisses, les épaules. Circoncision et réunion immédiate.

21 février. La plaie de la circoncision est parfaitement réunie

dans les parties supérieure et latérales, et même en bas au niveau des surfaces cautérisées ; celles-ci ont bon aspect, mais suppurent abondamment. Je n'oserais affirmer ici que quelque anfractuosité, ayant échappé à la cautérisation, ne réinoculera pas les surfaces cautérisées ; mais dès à présent la réunion de la circoncision est assurée, et cela malgré des conditions aussi défavorables que possible.

Deux cas récemment opérés doivent être ajoutés aux 6 qui précèdent, ce qui porte à 8 réunions immédiates sur 8 opérations les résultats obtenus jusqu'à ce jour (28 février).

Comme résumé des considérations et des observations qui précèdent, nous formulerons les conclusions suivantes :

1° On peut dans l'opération du phimosis compliquant le chancre simple obtenir à peu près sûrement la réunion immédiate et éviter l'infection de la plaie produite.

2° Les conditions du succès reposent sur l'emploi de soins minutieux de propreté et sur la cautérisation préalable de tous les chancres au thermocautère.

3° Un léger débridement en un ou plusieurs points du prépuce facilitera le lavage des surfaces et la cautérisation des chancres sous-préputiaux. La plaie résultant de ce débridement devra toujours être complètement enlevée dans la circoncision définitive.

4° La possibilité, la presque certitude même d'obtenir la réunion immédiate doit modifier dans le sens de l'intervention opératoire la pratique généralement suivie et permet d'appliquer légitimement l'opération, non pas seulement aux cas extrêmes, mais aux cas moyens et même aux cas simples.

5° Dans le paraphimosis compliqué de chancres simples, la conduite à tenir est la même que pour le phimosis, et toute intervention opératoire, débridement, réduction et circoncision ultérieure, devra être précédée du lavage des surfaces et de la cautérisation des chancres au fer rouge.

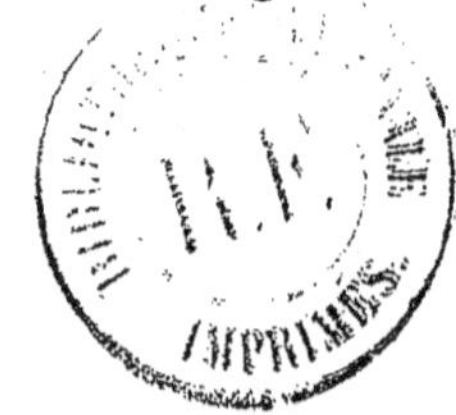

www.ingramcontent.com/pod-product-compliance
Lightning Source LLC
LaVergne TN
LVHW010119060726
842524LV00006B/2611